ANATOMIE

PRATIQUE

DU CORPS HUMAIN,

Ouvrage divisé en deux parties:

LA PREMIÈRE COMPRENANT LES PRINCIPALES RÉGIONS CHIRURGICALES;

LA SECONDE REPRÉSENTANT LES OPÉRATIONS QUI S'Y RATTACHENT, TELLES QUE LIGATURES, AMPUTATIONS, DÉSARTICULATIONS, ETC.;

PAR V. TRINQUIER,

Docteur en Médecine, Directeur de l'Établissement ORTHOMORPHIQUE de Montpellier,

ET

A. ESPEZEL,

Prosecteur-Adjoint à la Faculté de Médecine de la même Ville.

Seule liv.ᵒⁿ trouvée en 1836.

O.B.

Livraison.

A Paris,

CHEZ DEVILLE-CAVELLIN, LIBRAIRE, SUCCESSEUR DE GABON,
rue de l'École-de-Médecine, N.º 10;

A Montpellier,

CHEZ L. CASTEL, LIBRAIRE-ÉDITEUR, SUCCESSEUR DE GABON,
Grand'rue, N.º 29.

IMPRIMERIE DE JEAN MARTEL LE JEUNE, RUE DU TRÉSORIER-DE-LA-BOURSE.

1833.

CONDITIONS DE LA SOUSCRIPTION.

L'OUVRAGE entier se composera de *dix Livraisons*, contenant chacune quatre Planches.

Le prix de chaque Livraison est de 3 *francs*.

La *première partie* n'a que quatre livraisons, et dans plusieurs planches nous avons eu soin de figurer deux régions à la fois, ce qui, sans augmenter le nombre des feuilles, nous permet de représenter des régions chirurgicales non encore figurées dans aucun ouvrage et cependant très-importantes.

La *deuxième partie*, composée des six dernières livraisons, représentera les ligatures, amputations et désarticulations.

On est libre de s'abonner à l'une des deux parties seulement; mais, dans ce cas, le prix est augmenté de 25 *centimes* pour chaque livraison.

Il paraîtra régulièrement *une livraison tous les mois.*

ON SOUSCRIT, *à Montpellier*, chez L. CASTEL, Libraire, Grand'rue, N.º 29, et chez le Portier de l'École de Médecine; *à Paris*, chez DEVILLE-CAVELLIN, Libraire, rue de l'École-de-Médecine, N.º 10.

ANATOMIE

PRATIQUE

DU CORPS HUMAIN,

Ouvrage divisé en deux parties :

LA PREMIÈRE COMPRENANT LES PRINCIPALES RÉGIONS CHIRURGICALES ;

LA SECONDE REPRÉSENTANT LES OPÉRATIONS QUI S'Y RATTACHENT, TELLES QUE LIGATURES, AMPUTATIONS , DÉSARTICULATIONS , ETC. ;

PAR V. TRINQUIER,

Docteur en Médecine , Directeur de l'Établissement ORTHOMORPHIQUE de Montpellier ,

ET

A. ESPEZEL ,

Prosecteur-Adjoint à la Faculté de Médecine de la même Ville.

A Paris,

CHEZ DEVILLE-CAVELLIN, LIBRAIRE, SUCCESSEUR DE GABON,
rue de l'École-de-Médecine, N.° 40 ;

A Montpellier,

CHEZ L. CASTEL, LIBRAIRE-ÉDITEUR, SUCCESSEUR DE GABON,
Grand'rue , N.° 29.

IMPRIMERIE DE JEAN MARTEL LE JEUNE, RUE DU TRÉSORIER-DE-LA-BOURSE.

1835.

PREMIÈRE PARTIE,

COMPRENANT LES PRINCIPALES RÉGIONS CHIRURGICALES.

RÉGION MOYENNE ET INTERNE

DE LA CUISSE.

Adulte. — Grandeur naturelle.

CUISSE GAUCHE.

INDICATION DES CHIFFRES.

1. Le muscle couturier déjeté en dehors et présentant sa face postérieure.
2. Le muscle droit interne limitant le bord interne de la région.
3. Portion du muscle droit antérieur.
4. Le muscle vaste interne maintenu élevé à l'aide de trois airigues.
5. Le muscle moyen adducteur.
6. Le muscle grand adducteur.
7. L'aponévrose du muscle précédent offrant une gouttière dans laquelle s'engagent l'artère, la veine crurale et le nerf du même nom.
8. Portion du muscle demi-membraneux.
9. Vaisseaux lymphatiques rampant sur un lambeau de peau maintenu écarté par un crochet.
10. 10. 10. Portion de l'aponévrose crurale commune à tout le contour de la cuisse, formant pour chaque muscle une véritable enveloppe ou gaine.
11. La veine saphène interne adhérente au tissu cellulaire sous-cutané, passant entre la peau et l'aponévrose pour aller se dégorger dans le tronc de la crurale.
12. La veine crurale située au côté interne de l'artère, dans l'étendue de deux pouces environ à partir du ligament de *Poupart*, placée ensuite à son côté interne et postérieur.
13. L'artère crurale superficielle descendant obliquement du milieu de l'arcade crurale vers la partie postérieure de la cuisse, et accolée intimement dans tout son trajet à la veine du même nom.
14. Rameaux artériels se distribuant aux muscles droit interne et adducteurs.
15. Rameaux semblables destinés aux muscles couturier, droit antérieur, vaste interne.

16. L'artère musculaire ou crurale profonde, longeant le côté externe et un peu postérieur de la superficielle.
17. Portion de l'artère circonflexe externe fournie par la crurale profonde.
18. Portion de la gaine fibro-celluleuse enveloppant les vaisseaux cruraux et soulevée par des épingles.
19. Filets du nerf obturateur traversant les adducteurs.
20. Le nerf saphène externe accompagnant la veine dans tout son trajet.
21. Le nerf crural longeant le bord externe de l'artère et s'engageant avec elle dans l'anneau du grand adducteur.
22. Autre rameau considérable naissant à angle très-aigu du précédent. Sur le cadavre qui a servi à préparer cette région, il était très-apparent, se divisait en trois filets qui se perdaient dans les fibres du vaste interne.
23. Filet nerveux né du crural, se dirigeant en bas le long du bord interne du couturier, jusque vers le milieu de la cuisse, là donnant une ramification sur la face postérieure du muscle.
24. Autre filet nerveux descendant sur la face postérieure du couturier.
25. Filet nerveux traversant le droit antérieur, pour aller se perdre aux muscles de la partie externe de la cuisse.
26. Filet nerveux intimement accolé à l'artère crurale, donnant dans son trajet plusieurs ramifications; l'une d'elles se détache vers le niveau de la gouttière du grand adducteur et va se perdre dans les fibres du couturier.

Les artères et les veines sont figurées injectées.

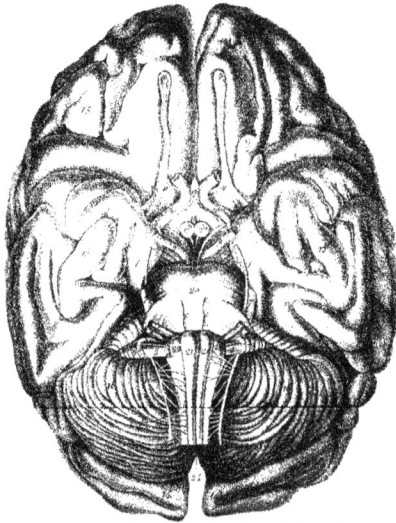

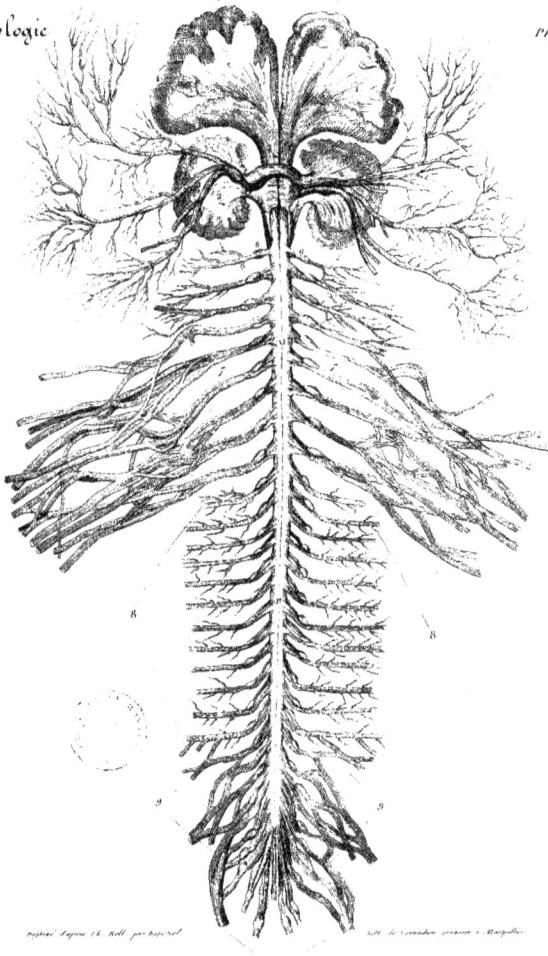

Cette figure représente l'axe cérebro-spinal.

1. Le cerveau
2. Le cervelet
3. Les pédoncules du cerveau
4.   id. du cervelet
5. Les nerfs trijumeaux
6. Branches des nerfs occipitaux
7.   id. du plexus brachial
8.   id. des nerfs dorsaux
9. Les nerfs lombaires
10.   id. sacrés   11. La moelle épinière

F 1

F 2

Dessiné par Bosquet   Lith. de Bonneton à Montp.

F 1   F 2

Cette figure présente le nerf de la sixième, troisième,   Cette figure représente les branches maxillaire
quatrième et cinquième paires.   supérieure et inférieure du nerf trijumeau.

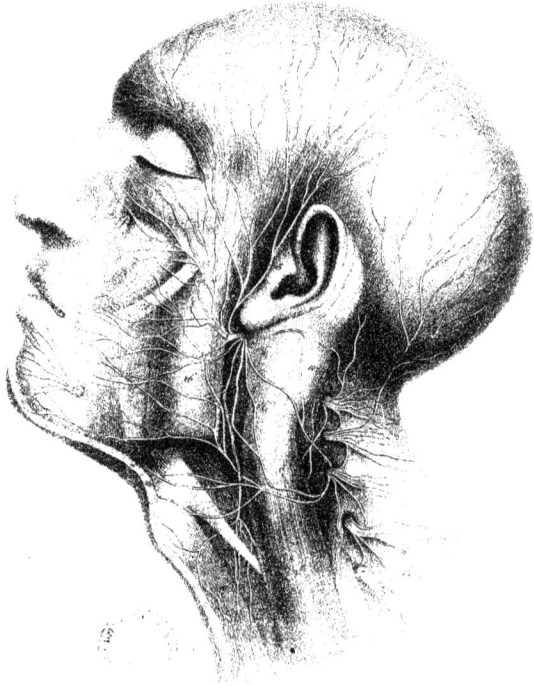

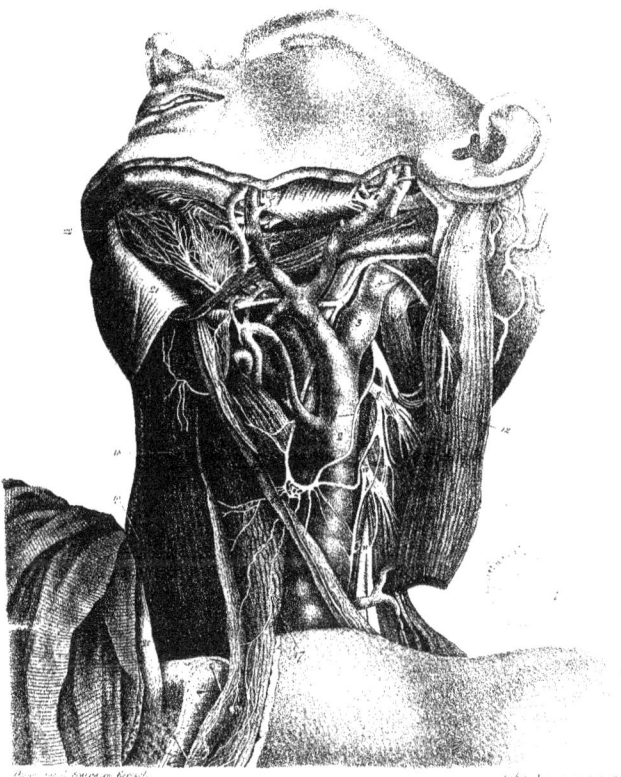

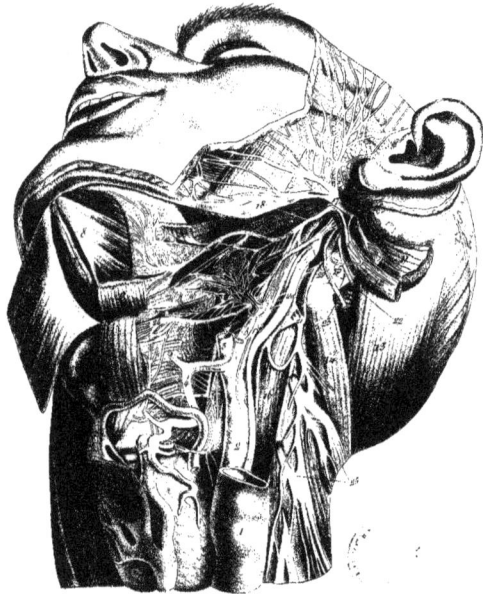

Cette figure représente le nerf glosso-pharyngien et le nerveux pharyngien et para-nerf gastrique

1.	17.
2.	18.
3.	19.
4.	20.
5.	21.
6.	22.
7.	23.
8.	24.
9.	25.
10.	26.
11.	27.
12.	28.

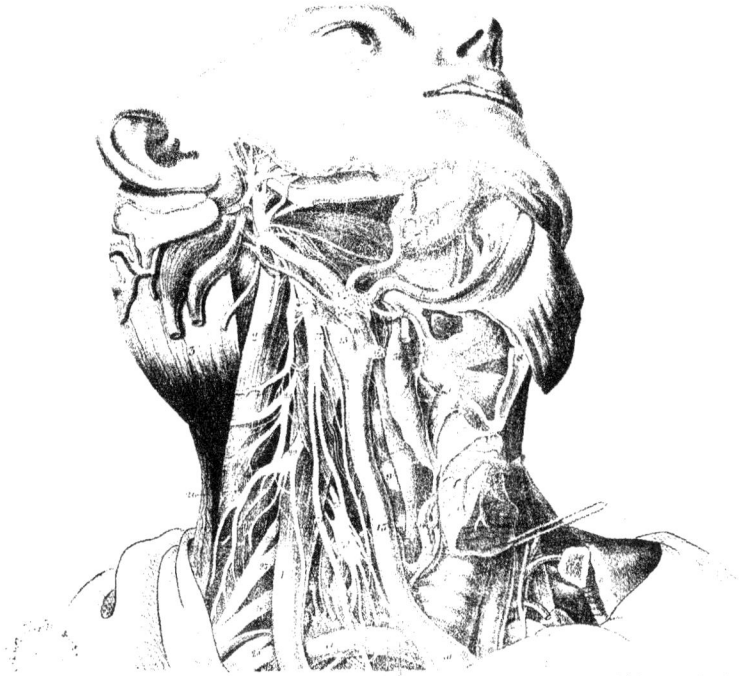

Cette figure représente le nerf crânien suivi de l'état de la partie du grand sympathique et de la moelle épinière d'un sujet.

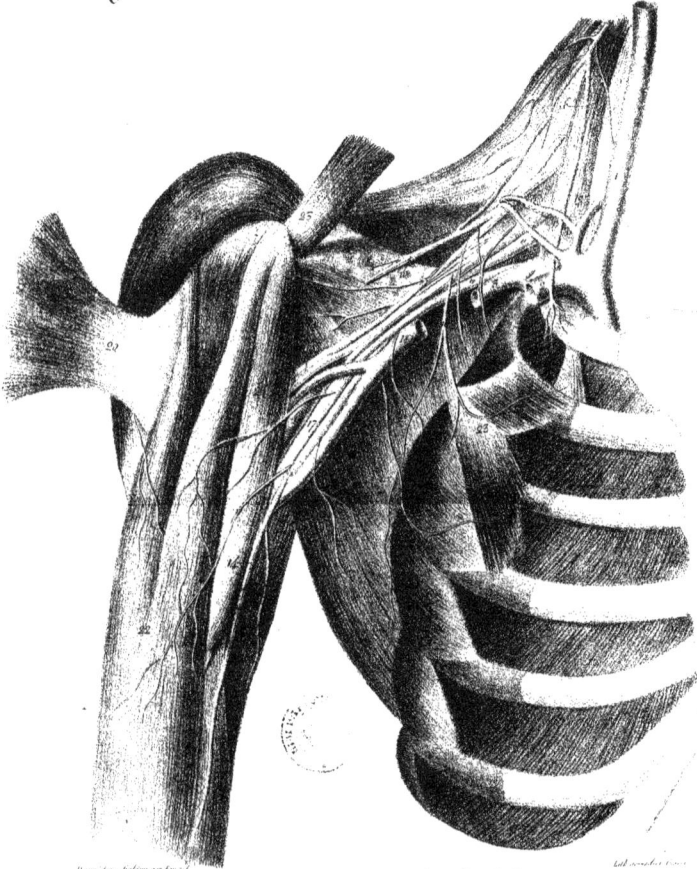

Cette figure représente le plexus Brachial.

1. La veine jugulaire externe.
2. La veine sous-clavière.
3. L'artère sous-clavière.
4. L'artère axillaire.
5. Filament du nerf grand dentelé.
6. Filaments venus du nerf phrénique.
7. Rameaux pour l'omoplate.
8. Filaments pour la peau.
9. Filaments pour la peau.
10. Le nerf sus-scapulaire.
11. Branche pour la peau.
12. Le nerf sous-scapulaire.
13. Le nerf musculo-cutané externe.
14. Le nerf musculo-cutané interne.
15. Filets nerveux se perdant au muscle brachial.
16. Filets nerveux allant au petit pectoral.
17. Le nerf médian.
18. Tronc des veines brachiales.
19. Le muscle sous-scapulaire.
20. Portion du muscle grand pectoral.
21. Portion du muscle dentelé.
22. Le muscle trapèze.
23. Portion du muscle petit pectoral.
24. Le muscle sous-brachial.

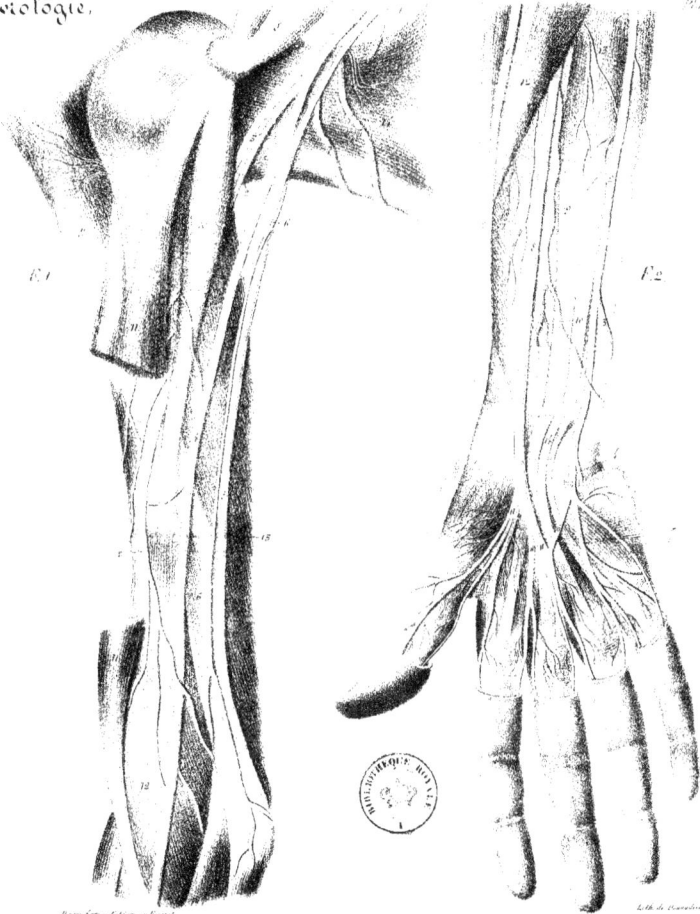

Ces deux figures représentent les nerfs du bras de l'avant-bras et de la main

F. 2

Ces deux figures représentent les nerfs profonds de la partie postérieure
du membre inférieur, et principalement le nerf sciatique

Lith. de Donnadieu à Montpellier

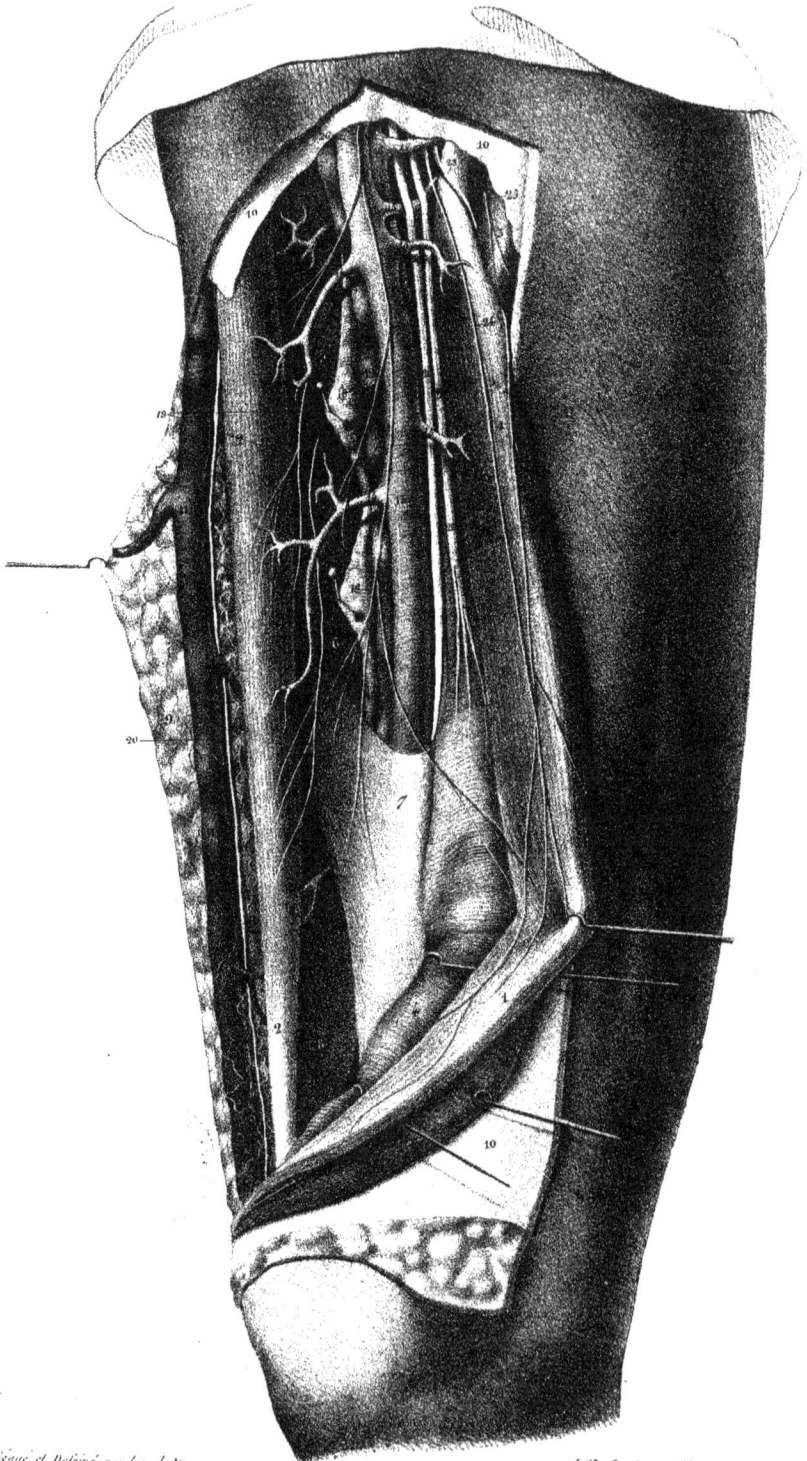